route à pied ou prenez votre bicyclette, montez l'escalier à pied au lieu de prendre l'ascenseur et surtout évitez les longues heures devant la télévision !

LES MÉFAITS DU TABAC

Le tabac diminue le « bon cholestérol » et fragilise en outre la paroi des vaisseaux. Fumer augmente sérieusement le risque d'accident cardio-vasculaire, surtout chez les femmes : fumer dix cigarettes par jour accroît la mortalité de 18 % chez les hommes et de 31 % chez les femmes. Le tabac agit aussi de façon indirecte, en ce sens que les fumeurs consomment davantage de graisses animales que les non-fumeurs et moins de fruits et de légumes, alors que ces produits renferment des antioxydants qui leur seraient particulièrement bénéfiques.

PERDRE DU POIDS

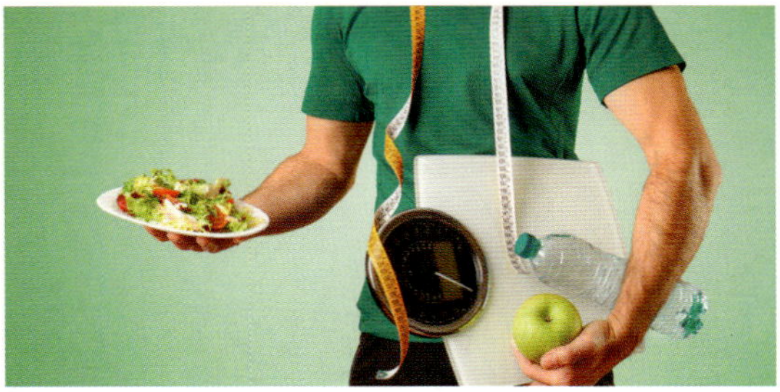

Chaque kilo perdu abaisse le cholestérol de 1 %. Se peser régulièrement pour apprécier ses progrès est une bonne source de motivation. La perte de poids doit être progressive et lente pour éviter l'effet « yoyo » des régimes (le mot régime est à éviter absolument). Une décision simple est de diminuer progressivement les aliments au goût sucré qui non seulement provoquent l'addiction, mais en plus se transforment en graisses s'ils ne sont pas utilisés par l'exercice musculaire. On remarquera que l'exercice (activité physique adaptée) régule l'appétit en apportant en lui-même une source de plaisir par sécrétion d'endorphines, morphines naturelles qui apportent détente et bien-être pour plusieurs heures.
Ainsi, les quantités d'aliments ingérés se réduiront naturellement.

LES TRAITEMENTS PAR LES MÉDICAMENTS

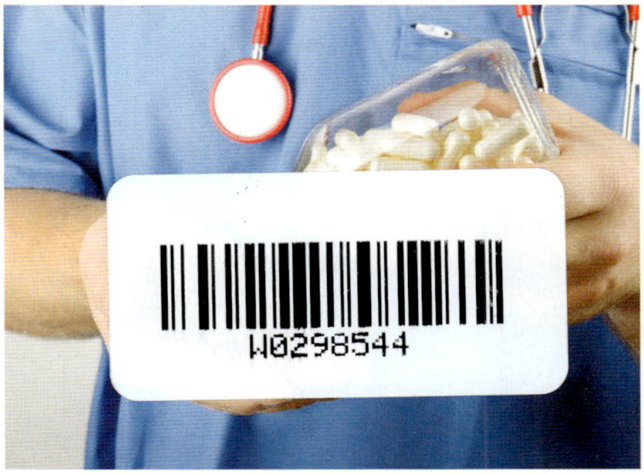

Surveiller son alimentation, faire de l'exercice… Cela demande des efforts et des contraintes mais devrait devenir une routine pour tous, car une habitude ne demande plus d'efforts. Dans certains cas, cela ne permet pas de diminuer suffisamment la cholestérolémie, mais ne doit pas pour autant être abandonné. Le médecin peut être amené à prescrire des médicaments hypolipémiants, c'est-à-dire qui réduisent les lipides dans le sang. Ils ont pour effet d'abaisser le « mauvais cholestérol » et d'augmenter à l'inverse le « bon cholestérol ». Mais les médicaments à eux seuls ne font pas de miracles et, sans les efforts sur l'alimentation, l'exercice, la consommation de tabac, les médicaments auront une efficacité amoindrie. Les médicaments les plus courants sont les statines.

Les statines

Elles agissent en empêchant la fabrication de cholestérol par le foie. Récemment découvertes, les statines sont les plus efficaces des médicaments visant à diminuer la cholestérolémie et réduisant les accidents vasculaires au niveau du cœur ou du cerveau. Leur action est telle qu'on les a baptisées les pénicillines du cœur en référence à l'efficacité du célèbre antibiotique. Cependant, toutes les statines (il existe plusieurs molécules) n'ont pas la même efficacité et l'une d'elles a d'ailleurs été récemment retirée du marché en raison d'accidents graves qui lui sont imputés. Les statines sont aussi des anti-inflammatoires, elles réduisent la prolifération

« mono-insaturés » ou « poly-insaturés ». Les aliments contenant des acides gras saturés sont à éviter (voir tableau) et pour mieux lire les étiquettes, on peut utiliser un moyen mnémotechnique simple « je suis saturé(e) des graisses saturées ». À l'inverse, les acides gras mono-insaturés sont pour la plupart bénéfiques. On les trouve dans l'huile d'olive, de colza, d'arachide, la viande de volaille…
Parmi les acides gras poly-insaturés, deux sont « essentiels » car l'organisme est incapable de les fabriquer et ils doivent donc se trouver dans l'alimentation. Il s'agit de l'acide linoléique et de l'acide alpha-linolénique respectivement transformés en oméga-6 et oméga-3, deux autres acides gras. Optez pour des aliments aux graisses poly-insaturées bien équilibrées en acide linoléique et alpha-linolénique : huile de soja, de pépins de raisin, poisson, noix, noisettes… Privilégiez plus particulièrement les aliments riches en oméga-3, car notre alimentation en est devenue très déficitaire. Ces acides gras se trouvent dans les poissons gras tels que le maquereau, la sardine, le thon, le saumon, le hareng, dans l'huile de colza, les noix et le soja (voir tableau).

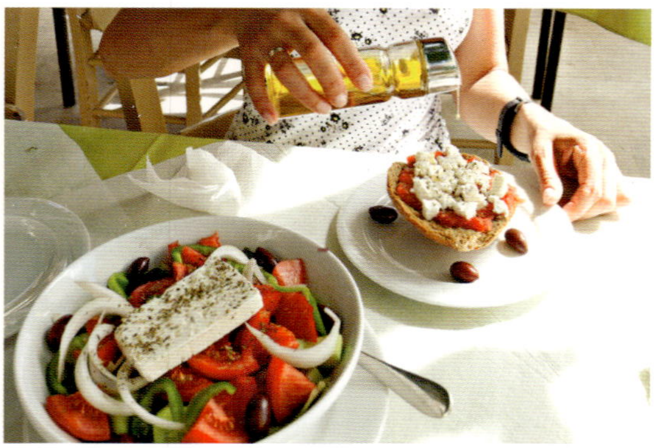

L'alimentation méditerranéenne (ancien « régime crétois ») a été validée par des milliers de publications dans le monde et répond à une alimentation saine permettant une longévité en bonne santé. Elle est à base de céréales peu transformées, de légumes frais et secs, de fruits, de poisson et d'huile d'olive. En effet, on évite aujourd'hui de parler de « régime » car les conseils donnés aux patients sont valables pour toutes les personnes en bonne santé et qui veulent le rester.

PRATIQUER UNE ACTIVITÉ PHYSIQUE ADAPTÉE

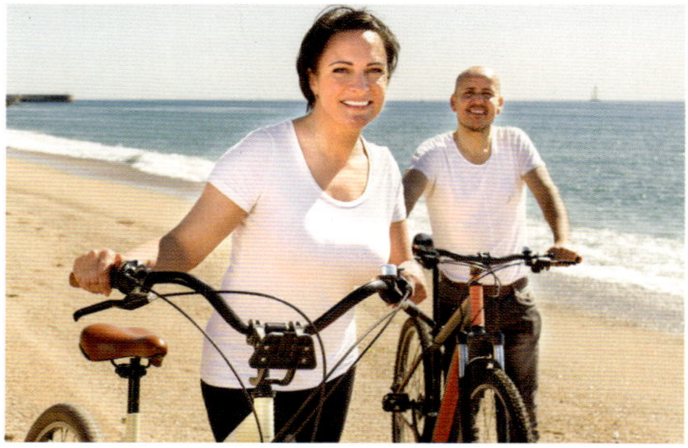

Dans les années 1980, les connaissances sur les bienfaits de l'exercice physique ont émergé dans de nombreux domaines de la médecine au point de générer le concept de « l'exercice médicament. » En 2017, un décret a encadré la prescription du « sport sur ordonnance », remboursé dans le cadre des maladies de longue durée. En fait, il ne s'agit pas de « sport » car il ne doit y avoir aucune compétition : on ne se compare qu'à soi-même pour enregistrer ses progrès et entretenir la motivation. On parle aujourd'hui « d'activité physique adaptée ou APA » dont les preuves d'efficacité se sont accumulées surtout dans le domaine cardio-vasculaire : une activité régulière diminue le mauvais cholestérol, ainsi que les triglycérides, augmente au contraire le bon cholestérol et prévient les maladies cardio-vasculaires ou leur aggravation. Des centres dédiés, les Maisons Sport Santé, commencent à voir le jour, labélisés par les ARS (agences régionales de santé). On conseille aux patients 150 minutes par semaine en 3 ou 4 séances mais cela est valable aussi pour tous les bien-portants et peut se pratiquer sur un vélo d'appartement de préférence elliptique ; l'implication des bras permettant de mieux répartir les charges. Parallèlement, commençons par lutter contre la sédentarité, notre grand ennemi : essayons de laisser notre voiture au garage pour de petits trajets ; faites la

Les cholestérols

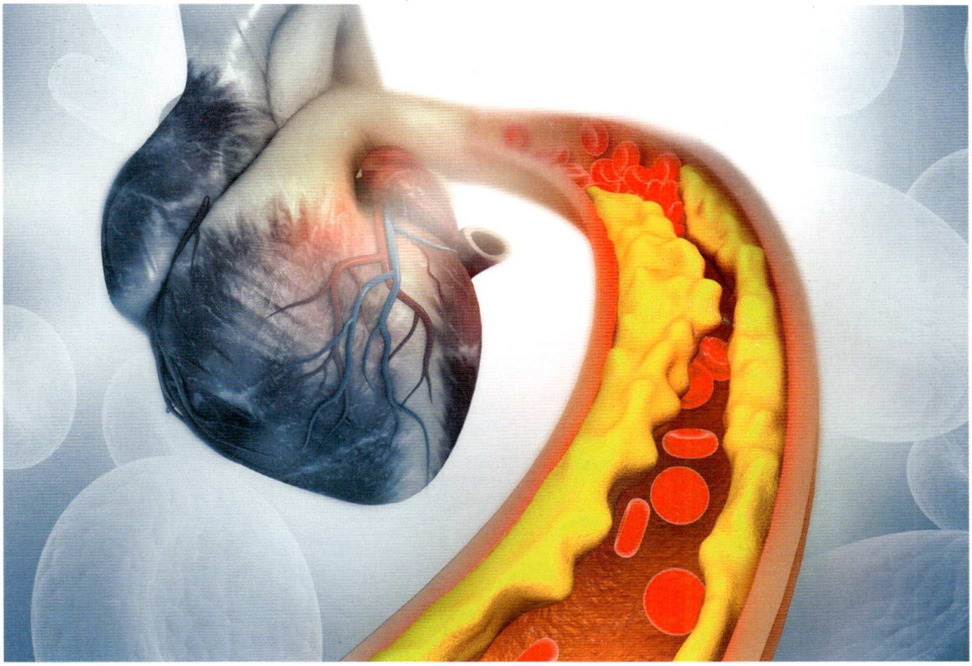
© Shutterstock

Bien bouger, bien manger, bien être

Le cholestérol, lipide indispensable à notre corps, est d'une part d'origine « endogène » (fabriqué par le foie) et d'autre part d'origine alimentaire (cholestérol « exogène »): c'est bien ce dernier qui pose aujourd'hui un problème de santé publique majeur du fait de deux évolutions récentes dans l'histoire de l'humanité. Depuis une cinquantaine d'années en effet une alimentation industrielle trop riche en graisses (et en sucres) et une sédentarité accentuée font le lit du stockage des lipides. Le cholestérol en excès se dépose sur les parois des artères et en diminue le diamètre, empêchant le sang de circuler normalement. Depuis les années 1990, une meilleure connaissance des divers types de cholestérols alimentaires (le « bon » et le « mauvais » cholestérol dans le langage courant) permet à chacun d'entre nous de mieux s'alimenter. Parallèlement se sont développées les connaissances sur les bienfaits de l'exercice physique pour l'utilisation du sucre et des graisses par notre organisme en mouvement. L'alimentation équilibrée et l'exercice physique régulier vous permettront de vivre mieux, plus longtemps et en bonne santé.

AEDIS

à augmenter le « mauvais cholestérol ». L'excès de cholestérol peut avoir une composante d'origine génétique comme pour beaucoup de maladies (asthme, hypertension, cancers…).

Il ne s'agit pas chez l'adulte d'un défaut génétique transmissible mais d'une sensibilité particulière retrouvée chez plusieurs personnes d'une même famille.

LES FACTEURS AGGRAVANTS

Les facteurs aggravants ne sont pas directement responsables de l'excès du « mauvais cholestérol », mais ils amplifient les effets de celui-ci en augmentant les risques d'accident cardio-vasculaire. Il s'agit de l'hypertension, du stress, du diabète, de certaines maladies des reins ou de la thyroïde, de l'obésité et des facteurs de sensibilité héréditaires. Le stress, qui génère une accélération du rythme cardiaque, est un facteur aggravant pour les personnes prédisposées aux accidents cardio-vasculaires.

MESURE DU CHOLESTÉROL DANS LE SANG

Le cholestérol peut facilement être dosé grâce à une simple prise de sang. Si le résultat révèle une cholestérolémie trop élevée, le médecin demandera une analyse pour préciser les concentrations respectives du cholestérol LDL et du cholestérol HDL ainsi que des ***triglycérides****, l'ensemble formant le « bilan lipidique ». Le dosage est recommandé chez les hommes dès 40 ans et chez les femmes après 50 ans. La « valeur normale » doit être inférieure à 2 g/l.

Dans la prise en charge actuelle de ce type de pathologie chronique, la notion de « valeur normale » (par définition : moyenne constatée chez un large panel d'individus bien portants) a été remplacée par « valeur seuil » ou « valeur cible » dans le suivi des patients. En effet, le médecin va adapter la surveillance et les traitements non seulement en fonction du dosage lui-même, mais aussi en fonction du profil de chaque patient, incluant les « facteurs de risque ».

Vers des éléments de surveillance plus sensibles ?

Des recherches récentes ont mis en évidence des marqueurs plus directement liés au risque cardio-vasculaire : par exemple, la concentration en ApoB (Apolipoprotéine B), élément des LDL qui permet la liaison avec les récepteurs vasculaires, reflète le nombre total des particules athérogènes.
Parallèlement, l'Apo A-1 est le reflet de l'activité de transport des HDL. Ces deux dosages pourraient à l'avenir être au centre des stratégies décisionnelles.

LE CHOLESTÉROL CHEZ L'ENFANT

Les enfants sont aussi touchés par le cholestérol du fait de la progression de l'obésité. En 2020 : 16 % des garçons et 18 % des filles sont obèses et les prises en charge de mieux en mieux organisées. Une cholestérolémie très élevée chez le jeune enfant est en général une maladie rare d'origine génétique (caractère transmis par les parents).

À propos des huiles

Les huiles végétales sont bonnes pour le cholestérol, mais à des degrés très variables. Certaines huiles comme celle de tournesol sont déséquilibrées en acides gras essentiels (acide linoléique et acide alpha-linolénique). Les huiles de colza et de noix apportent les deux acides gras essentiels dans de bonnes proportions. Les vertus de l'huile d'olive dans plusieurs domaines de la santé passent aussi par son action sur le cholestérol. Évitez les graisses solides pour fritures, aux effets néfastes sur les artères. Prenez garde à ne pas faire fumer l'huile de cuisson car cela détruit les acides gras insaturés.

à grande échelle : les statines qui ont fait diminuer les maladies cardio-vasculaires et leur mortalité, sans pour autant être dénués d'effets secondaires.

L'ACTION DES PLANTES : LES PHYTOSTÉROLS

Les plantes renferment des substances naturelles, des stérols végétaux ou phytostérols : de nombreuses études montrent qu'ils diminuent le niveau de cholestérol sanguin en réduisant l'absorption intestinale du cholestérol d'origine alimentaire. Notre alimentation apporte seulement quelques centaines de milligrammes de phytostérols par jour, alors qu'il faudrait en consommer de 1 à 2 g pour faire baisser la cholestérolémie de manière significative, de l'ordre de 10 %.

Pour autant, il n'a pas été démontré que les phytostérols induisent une baisse de la mortalité ou des accidents cardio-vasculaires. Par ailleurs, on ne connaît pas les effets à long terme d'un enrichissement important des aliments en phytostérols, ni leur interaction avec d'autres médicaments.

On sait en revanche qu'ils entraînent une légère baisse de l'absorption de certaines vitamines. De ce fait, les aliments enrichis en phytostérols sont déconseillés aux femmes enceintes et aux enfants de moins de 5 ans. En l'état actuel des connaissances, les phytostrérols doivent donc rester des traitements d'appoint et ne pas se substituer aux traitements pharmacologiques testés sur tous les critères d'évaluation, en plus de la baisse de la cholestérolémie.

Le rôle des fibres

Les fibres végétales sont des constituants végétaux non assimilables par l'organisme, mais qui stimulent le transit intestinal et donc l'élimination de divers déchets, dont le cholestérol. Les fruits et les légumes sont riches en fibres et devraient être privilégiés. Ils sont pauvres en matières grasses, fournissent peu de calories tout en favorisant la sensation de satiété.

Les antioxydants

Ce sont essentiellement des vitamines et des *oligoéléments** qui réagissent avec les radicaux libres de l'oxygène en excès pour les rendre inoffensifs. Ils agissent contre les réactions d'oxydation qui accélèrent le processus de vieillissement des cellules et donc de l'organisme. En particulier, les radicaux libres oxydent les lipides transporteurs du cholestérol. On les trouve dans les fruits et les légumes, mais aussi dans les œufs, les viandes et également dans le thé et le vin !

Vitamine C : poivron, goyave, oseille, citron, orange, kiwi, chou, papaye, fraise…

Vitamine E : huile de tournesol, de soja, de maïs, beurre, margarine, œufs…

Vitamine A : foie, beurre, œufs…

Sélénium : poissons, œufs, viandes…

Zinc : fruits de mer, viandes, pain complet, légumes verts…

Polyphénols, flavonoïdes et **tanins** en particulier : fruits et légumes, vin, thé…

DES CAUSES MULTIPLES

Les causes qui induisent l'élévation du cholestérol sont nombreuses, mais elles relèvent souvent d'une mauvaise alimentation et d'un manque d'exercice physique. Le cholestérol provient en premier lieu de l'alimentation, des graisses et des lipides riches en *acides gras** saturés que renferment les graisses animales, les produits laitiers (le lait entier surtout), certaines viandes (mouton, porc) et les corps gras utilisés en cuisine.

Il est maintenant bien établi que la sédentarité, devenue la règle dans notre vie moderne, l'usage du tabac ou l'alcool sont également responsables de trop de « mauvais cholestérol » ou d'insuffisance de « bon cholestérol ». Certains médicaments, comme la cortisone ou des contraceptifs oraux, contribuent également

LE CHOLESTÉROL EST INDISPENSABLE À L'ORGANISME

Le cholestérol est en effet le constituant principal des membranes des cellules, leur conférant ainsi force et souplesse tout en les protégeant des agressions extérieures. Il sert à fabriquer d'autres produits indispensables comme les sels biliaires impliqués dans la digestion, et une grande partie des hormones. Enfin, le cholestérol intervient dans la synthèse de la vitamine D, dont on connaît le rôle dans la solidité du squelette. Seuls les aliments d'origine animale apportent du cholestérol (produits laitiers, œufs, abats, viandes, etc.). Les produits d'origine végétale, y compris les huiles, n'en renferment pas.

LE BON ET LE MAUVAIS CHOLESTÉROL

Pour atteindre les différentes parties de l'organisme, le cholestérol est véhiculé par le sang, mais comme il ne peut s'y dissoudre, il nécessite le recours à un transporteur spécial constitué de lipoprotéines. On distingue : les lipoprotéines de faible densité ou LDL (de l'anglais Low Density Lipoproteins) qui transportent le cholestérol du foie vers les organes et les protéines de densité beaucoup plus forte appelées HDL (ou High Density Lipoproteins). Celles-ci débarrassent les artères des dépôts de graisse et transportent le cholestérol en excès vers le foie d'où il est éliminé dans les selles. Si une mauvaise alimentation et un manque d'exercice conduisent à une surcharge importante en cholestérol, ce système de régulation est dépassé.

Quand le niveau de cholestérol dans le sang (cholestérolémie) est trop élevé, il se dépose sur les parois des artères, notamment les artères du cœur ou du cerveau, en rétrécit le diamètre et rend le passage du sang de plus en plus difficile : c'est l'athérome. L'artère peut se boucher plus ou moins complètement : le sang n'arrive plus alors à passer, les cellules sont privées d'oxygène et de nutriments et meurent, pouvant entraîner un infarctus du ***myocarde**** ou un accident vasculaire cérébral. C'est la raison pour laquelle le cholestérol associé aux LDL est appelé « mauvais cholestérol », alors que le cholestérol associé aux HDL, qui a un rôle de nettoyeur, est le « bon cholestérol ». Pour évaluer l'impact sur le système vasculaire, le médecin dispose d'examens particuliers qui permettent d'apprécier le degré d'obstruction des artères périphériques ou cardiaques : ***doppler artériel**** et ***scintigraphie cardiaque****. Ces examens pourront orienter vers des actions invasives permettant de traiter directement l'intérieur des vaisseaux.

Avec 140 000 décès par an, les maladies cardio-vasculaires sont, après les cancers, la principale cause de mortalité en France. L'excès de cholestérol est l'un des principaux facteurs de risque.

L'HISTOIRE ÉDIFIANTE DU CHOLESTÉROL

En 1758 est découverte une nouvelle substance dans les calculs biliaires alors appelée « pierres de fiel », car on les trouve anormalement dans la vésicule biliaire sous forme de cristaux. En 1816, le grand chimiste Chevreul en décrit la composition lipidique et la baptise « cholestérine » alors qu'en 1859 Berthelot lui donnera son nom actuel de « cholestérol » (du grec *kholê* : bile et *stereos* : solide). Au début du XXe siècle, âge d'or de la médecine expérimentale, un jeune russe nourrira des lapins avec du cholestérol, entraînant une hypercholestérolémie et des lésions d'athérome comparables à celles observées chez l'homme. Dès les années 1950, l'implication du cholestérol dans l'athérome et les lésions des artères du cœur (coronaropathies) chez l'espèce humaine est démontrée par des recherches épidémiologiques : c'est la fameuse enquête dite de Framingham. Commencée en 1947, cette enquête (encore en cours aujourd'hui) étudie les « facteurs de risque » cardio-vasculaires, sur plusieurs décennies et plusieurs générations. La diminution de la cholestérolémie devient alors un objectif de santé publique. La découverte du récepteur au cholestérol LDL, cible thérapeutique de choix, permettra la mise au point de médicaments testés

LUTTER CONTRE LE CHOLESTÉROL

Il existe plusieurs types de mesures à prendre pour lutter contre le cholestérol : avoir une alimentation plus équilibrée, une pratique régulière d'exercice physique, recourir à un traitement médical. À noter que le traitement médical ne se substitue pas à la bonne alimentation et à l'exercice. En effet, garder un mode de vie sain permet, comme dans le diabète ou l'hypertension, de limiter la dose des médicaments.

MANGER MIEUX

Pour réduire son cholestérol, ou mieux, éviter qu'il ne s'élève (mieux vaut prévenir que guérir), il faut d'abord changer sa façon de se nourrir. Aujourd'hui, nous consommons trop de viande, de céréales transformées, de plats cuisinés enrichis bien souvent en produits qui ne favorisent pas le bon cholestérol. Les acides gras que renferment les graisses sont, selon leurs caractéristiques chimiques, dits « saturés »,

LES ALIMENTS À PRIVILÉGIER OU À ÉVITER

Catégories d'aliments	Aliments conseillés	Aliments déconseillés
Produits laitiers	Lait demi-écrémé, yaourts et fromages blancs, fromages à pâte pressée (gruyère, cantal, comté…).	Lait entier, fromages gras, crème.
Jaunes d'œufs	Pas plus d'un jaune d'œuf par jour en moyenne ; attention à ceux déjà présents dans les plats (desserts, quiches…).	
Viandes	Volailles, lapin, jambon dégraissé.	Charcuterie et porc en général, parties grasses du bœuf et du mouton, abats.
Poissons et crustacés	Tous les poissons de mer ou de rivière, fruits de mer.	Poissons frits ou panés.
Légumes	Tous les légumes frais ou à défaut surgelés, légumes secs, haricots, pois, lentilles…	
Fruits	Tous les fruits, frais ou secs.	Fruits dans des préparations sucrées : fruits au sirop, sorbet, confiture…
Céréales et dérivés	Pain, de préférence complet, riz et pâtes, flocons d'avoine.	Biscottes, viennoiseries, pâtisseries, céréales « soufflées » pour le petit déjeuner.
Matières grasses	Huiles végétales (olive, colza, noix, soja…).	Graisses animales, lard, saindoux, beurre, huiles de palme et de coprah.
Boissons	1 à 2 verres de vin rouge par jour, eau, thé, tisanes.	Apéritifs, digestifs, pas plus de 2 verres de vin par jour.

cellulaire, augmentent la masse osseuse, diminuent l'ostéoporose ouvrant ainsi la voie à bien d'autres applications.

Les résines

C'est le groupe de médicaments le plus ancien. Ce sont des produits qui, dans le tube digestif, captent le cholestérol d'origine alimentaire ainsi que le cholestérol contenu dans la bile. Résines, cholestérol et bile sont éliminés dans les selles. Les cellules du foie vont se remettre à fabriquer de la bile à partir du cholestérol LDL du sang, entraînant ainsi une diminution supplémentaire du niveau sanguin de « mauvais cholestérol ».

Quand suivre un traitement ?

Effets secondaires parfois graves et efficacité variable sont des éléments que le praticien considère avant toute prescription médicale. Il doit tenir aussi compte de la quantité de « mauvais cholestérol » par rapport au cholestérol total, ainsi que des « facteurs de risque » associés : tabagisme, hypertension, diabète, antécédents familiaux.

D'après les recommandations de l'HAS (Haute autorité de santé), l'administration d'un médicament n'est prônée que si le niveau de cholestérol LDL dépasse 2,20 g/l chez une personne n'ayant aucun facteur de risque. Ces valeurs vont en diminuant avec l'augmentation des facteurs de risque : pour un seul facteur de risque, on commencera le traitement au seuil de LDL de 1,60g/l, pour deux facteurs de risque, le seuil sera de 1,30 g/l. N'oublions pas aussi les traitements dits « invasifs » qui consistent à traiter *in situ* l'intérieur même des vaisseaux lorsque l'imagerie a détecté des plaques d'athérome.

EN CONCLUSION

L'élévation de la cholestérolémie et de ses complications n'est pas une fatalité. Les conseils donnés aux patients sont valables aussi pour tous les bien-portants : ces pathologies sont parfaitement évitables grâce à une alimentation saine et à la pratique régulière de l'exercice, à tout âge. Vivre mieux, plus longtemps en bonne santé est un objectif … collectif.

LEX…

Doppler ou ***Écho-Doppler artériel :*** examen d'imagerie médicale non invasif des artères accessibles en posant une sonde sur leur trajet, utilisant des ultrasons. On évalue ainsi la diminution du flux sanguin dans une artère obstruée par des dépôts de cholestérol.

Myocarde : désigne l'ensemble musculaire que constitue le cœur et qui se contracte environ 60 fois par minute au repos et jusqu'à 3 fois plus vite à l'exercice

Oligoéléments : métaux ou non métaux dont la présence est indispensable en très petites quantités dans une ration alimentaire équilibrée. Les autorités de santé ne conseillent pas de les absorber sous forme de « compléments alimentaires » mais plutôt dans une alimentation variée assaisonnée d'épices.

Scintigraphie cardiaque : examen d'imagerie permettant d'évaluer l'état des artères coronaires (irriguant le cœur). Un produit radioactif est injecté avant l'examen permettant de visualiser l'état du tissu myocardique plus ou moins irrigué.

Triglycérides : forme de stockage des graisses dans le tissu adipeux. Une molécule de glycérol est liée à trois acides gras.

Acides gras : partie des triglycériques qui peuvent être libérés pour fournir de l'énergie.

Prends soin de ton corps si tu veux que ton âme ait envie de l'habiter longtemps.

ISBN 978-2-38148-105-0
9 782381 481050

Texte : Josette Dall'Ava Santucci - Photographies : Adobe Stock
Dépôt légal : 1er trimestre 2022
PRINTED IN FRANCE
IMPRIM'VERT